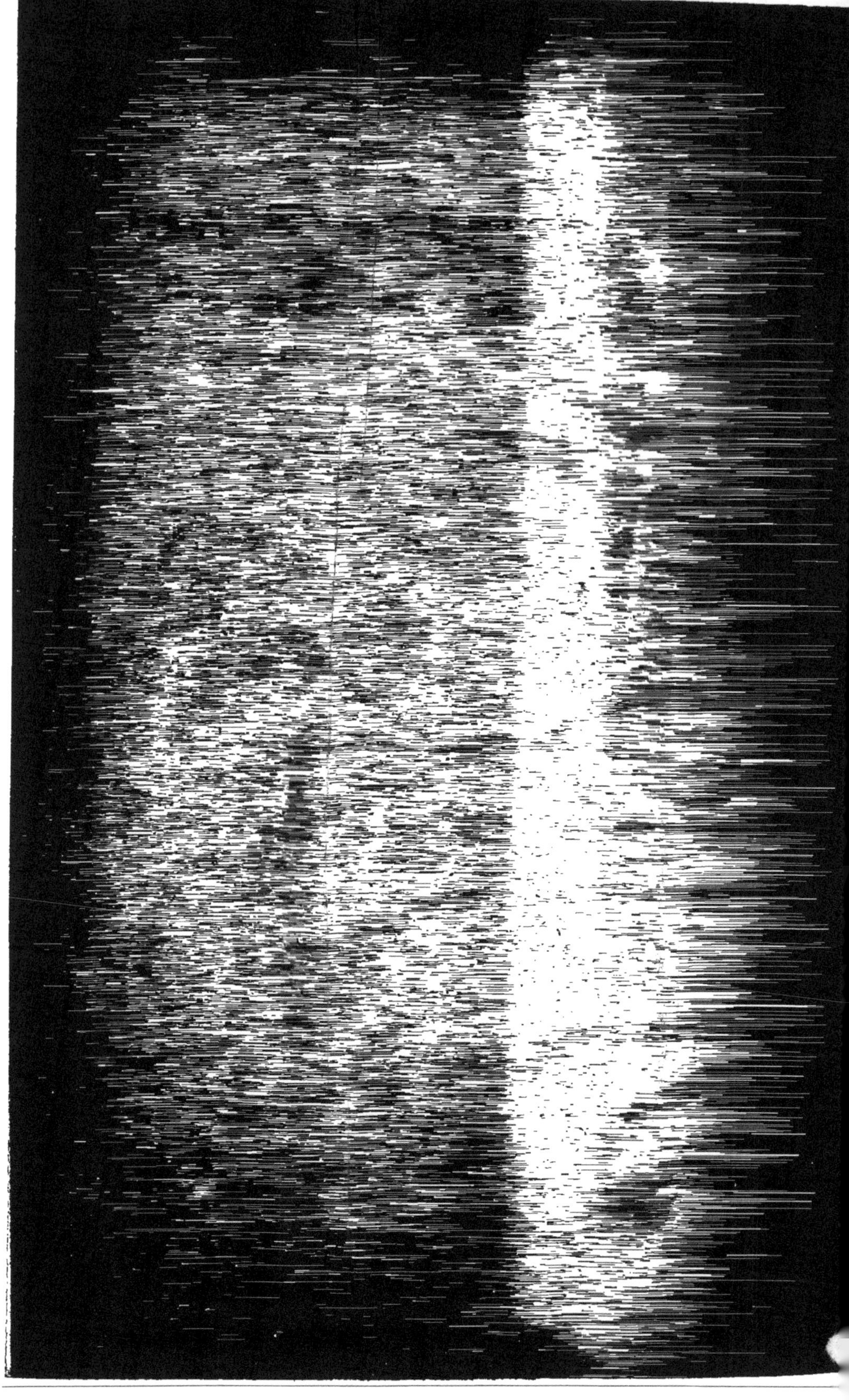

Les faits que nous avons à porter à la connaissance publique sont tellement monstrueux que le lecteur, saisi de dégoût, s'illusionnera au point de se trouver en face d'hallucinations ou tout au moins d'exagérations voulues.

Pourtant, ce n'est que la vérité, rien que la vérité qui est contenue dans ces pages.

Ces révélations, bien que renfermant de terrifiantes surprises pour le public, ont été en partie faites déjà, avant nous, par des savants d'une compétence incontestable.

L'auteur, pour éviter les hésitations et les doutes, fera abstraction du peu d'autorité qu'il pourrait posséder ; il indiquera la source où le renseignement a été puisé, ou un moyen de vérification facile, autant que faire se pourra, sans connaissances et outillages chimiques.

PARIS. — Imp. MERCADIER, 8, rue Baudin (square Montholon)

CAUSES DIVERSES D'INSALUBRITE

Les maladies contagieuses qui, selon l'état de la science moderne, sont des maladies évitables à l'aide de mesures hygiéniques, se chiffrent annuellement à Paris par 9,000 décès, et pour la France entière par près de 150,000, nombre plus élevé que celui des victimes de la dernière guerre. Le nombre de ceux qui souffrent de maladies saturnines est incalculable.

Il serait puéril d'accuser l'eau seule de toutes ces misères; mais c'est nier l'évidence que de contester son influence énorme dans ce résultat néfaste.

L'eau, à partir du moment où elle quitte la source jusqu'à celui où elle est prise au robinet, est continuellement exposée à recevoir souillures, matières nuisibles et germes morbides. Pour les eaux de fleuve, les infiltrations du sol, le déversement des égouts des villes, des fabriques, etc.; pour les eaux de source, les souillures accidentelles corrompent l'eau avant son entrée dans la canalisation; après y être entrée, elle est corrompue dans les aqueducs par le ciment, qui se dégrade et forme salpêtre; dans les tuyaux en fonte, par l'oxyde et l'oxydule de fer, dont la concrétion est souvent si abondante qu'elle finit par boucher le calibre du tuyau; dans les usines élévatoires, l'eau se trouve en contact avec la robinetterie et d'autres parties en cuivre, avec la graisse rance des machines; finalement, l'eau entre dans le réseau des tuyaux en plomb, où elle absorbe une partie du métal toxique.

De ces nombreuses causes d'insalubrité, nous n'étudierons que les principales : « les matières organiques et le plomb. »

Les Matières organiques

La ville de Paris consomme journellement 369,000 mètres cubes d'eau, dont 123,000 mètres cubes seulement proviennent de sources (la Dhuyse et la Vanne); tout le reste, sauf l'insignifiante quantité fournie par les puits, est tiré de la Seine, de la Marne et de l'Ourcq.

La prise d'eau de la Seine, avant d'être entrée à Paris, se trouve à Ivry, à l'affluent de la Marne ; à l'intérieur de Paris, au pont d'Austerlitz, à l'affluent de l'Ourcq ; après avoir traversé la ville, à Saint-Ouen et à Saint-Denis.

Ces prises d'eau se ressemblent forcément ; comme types, on peut prendre celles de Saint-Denis et de Saint-Ouen. Là, pour se convaincre il faut voir, et après avoir vu on ne croit pas.

La Seine, après avoir reçu une grande partie des ordures de Paris, reçoit là encore les souillures du grand égout collecteur, de l'égout national, sans parler des canaux de fabriques qui dégorgent dans le fleuve des eaux ammoniacales et de nitrobenzine.

La Seine est devenue dépotoir.

Elle charrie un liquide tantôt brun, tantôt jaune et tantôt noir, mêlé d'amas de corps solides, des chats et des chiens crevés ; on ne sait quoi d'horribles nage sur la surface, entouré d'une écume blanchâtre bouillonnante, d'où se dégagent continuellement des bulles de gaz répandant une odeur infecte.

M. Bouley, ancien président de l'Académie de médecine qui, certes, n'est pas suspect d'exagération, s'exprime ainsi dans la séance du 7 octobre 1884 :

« Il importe que l'Académie proteste de toutes ses forces con-« tre l'infection de plus en plus grande de la Seine. C'est une « véritable honte pour Paris. L'Achéron, que les poètes essayent « de nous peindre sous les aspects les plus répugnants, est un « fleuve charmant, quand on compare ses ondes à celles de la « Seine, au-dessous du débouché du grand collecteur. »

Et c'est dans ces ondes que plongent les prises d'eau. A Saint-Denis, pour augmenter le danger, si c'était possible, elles se trouvent, de plus, en face d'une montagne de vase et à proximité d'un grand lavoir.

Tous les genres d'immondices et toutes les causes d'infection qu'une ville peut produire se trouvent donc réunis à l'endroit où les quartiers ouest et nord de Paris prennent une partie de leur eau.

Les ingrédients contenus dans le liquide bu à Montmartre, Saint-Denis, Levallois-Perret, Clichy, etc., sont faciles à deviner, et personne ne sera étonné par le résultat de l'analyse de M. Daremberg, correspondant national de l'Académie de Médecine (séance du 7 octobre 1884), qui a trouvé 242,000 colonies de microbes par centimètre cube et 20 milligrammes de matières organiques par litre, **ce qui correspond à 1 centimètre cube de matière fécale absorbée chaque semaine par une personne normale.**

On comprendra mieux l'énormité de cette quantité de matières organiques, si l'on veut bien se souvenir que les hygiénistes considèrent 4 milligrammes comme la dernière limite permise.

L'eau puisée à Ivry, à proximité des immenses dépotoirs de Lesage, tout en étant vierge des souillures des Parisiens, a reçu les immondices que d'innombrables fabriques et 80,000 riverains ont envoyées à la Marne et à la Seine. Elle contient, d'après l'analyse de M. Fauvel fils, 15 milligrammes de matières organiques par litre et 100,000 colonies de microbes par centimètre cube.

Il serait faux de croire que tous ces microbes prennent notre corps d'assaut et travaillent à sa destruction ; mais il suffit qu'un seul de ces infiniment petits se trouve dans des conditions spéciales et tombe sur une nature prédisposée pour communiquer la contagion.

L'eau de source est naturellement exempte de ces souillures en quantités aussi brutales ; néanmoins, elle est loin d'offrir une immunité complète. Sans parler d'une forte quantité de carbonate de chaux, elle contient en moyenne 4 milligrammes de matières organiques et 10,000 colonies de microbes par centimètre cube. Il ne faut pas se figurer que les eaux de la Vanne et de la Dhuyse sont amenées jusqu'à nos robinets dans des tuyaux hermétiquement fermés qui les protègent contre toutes les influences extérieures.

Les eaux de source se trouvent dans les réservoirs, et en

partie dans les aqueducs à ciel découvert, et, par conséquent, sont exposées à recevoir tout ce que les hommes et les animaux, la méchanceté, l'insouciance et le hasard peuvent y introduire. Tous ceux qui ont vu des baigneurs et pêcheurs solitaires et ne se sachant pas observés savent ce que nous voulons dire.

D'ailleurs, à Paris, les eaux de source et les eaux de fleuve sont plus ou moins mélangées dans les canalisations. Les propriétaires savent bien pour quelle eau ils paient, mais ils ne savent pas laquelle ils boivent. Aux époques de froid ou de chaleur, les abonnés aux eaux de source reçoivent celles de la Seine, qui, de l'aveu de M. Alphand, directeur des travaux de la Ville, ne se trouve généralement pas même mélangée aux eaux de qualité supérieure. M. Daremberg avait extrait de l'eau d'une borne-fontaine, sensément alimentée exclusivement par l'eau de source, 12 milligrammes de matières organiques.

Ainsi, en prenant les chiffres de M. Daremberg comme base, **les Parisiens, qui reculent de dégoût devant une huître de fraîcheur douteuse, s'ingurgitent par mois, s'ils boivent de l'eau de Seine, à peu près la valeur d'une tasse à café de matières fécales.** Cela est bien tout ce qu'il y a de plus abject de par le monde, mais cet état de choses devient alors terrifiant quand on pense que le concitoyen dont nous avalons les selles peut être une des 9,000 victimes annuelles de maladies contagieuses, et que la gorgée d'eau qui doit rafraîchir, désaltérer, peut apporter la maladie ou la mort.

On a dressé dans tous les pays des documents minutieux, presque judiciaires, pour mettre en évidence le rôle meurtrier de l'eau dans la propagation des maladies contagieuses. De ces documents, on remplirait une bibliothèque ; nous nous bornons à citer quelques exemples frappants :

Dans les siècles écoulés, lorsque les épidémies fauchèrent des villes et des provinces entières, le peuple, voyant que la mort lui venait souvent de l'eau, cria dans son langage naïf : « Les puits sont empoisonnés », et, pour toute médication, massacra les juifs. La science moderne, tout en changeant de traitement, crie aujourd'hui encore, et plus que jamais : « L'eau est empoisonnée. »

Cas de contagion par l'eau

Les vingt premiers cholériques entrés en 1865 à l'hôpital Lariboisière (service du docteur Herard) habitaient Montmartre et avaient tous bu l'eau infecte de ce quartier.

Dans l'épidémie de Vincennes, en 1873, le principe d'infection venait de l'eau d'un puits du fort, qui recevait des infiltrations de matières organiques.

La fièvre typhoïde, qui n'avait pas apparu au village de Lausen (Suisse) depuis 50 ans, tua, en 1872, 180 habitants sur 800. Il fut démontré que la maladie éclata seulement dans les maisons où l'on buvait l'eau des fontaines publiques. Or, l'eau des fontaines publiques venait d'un ruisseau dans lequel se déversait, à grande distance, le contenu de la fosse d'une maison où il y avait eu un premier cas de fièvre typhoïde.

A la suite d'un bal à Cambridge, on vit éclater des cas de fièvre typhoïde tombant uniquement sur les danseurs. L'enquête apprit que les déjections d'un typhique avaient été jetées dans un conduit qui était en communication avec le réservoir de la fontaine, et les invités avaient bu de cette eau.

En Angleterre, le docteur Snord avait déjà relaté l'observation mémorable d'un quartier tout entier de Londres, dans lequel le choléra avait été introduit, distribué en quelque sorte avec les eaux potables, contaminées à leur source.

M. Léon Fort a publié dans la « Gazette médicale » un article pour émontrer l'influence de l'égout collecteur d'Asnières dans la propagation du choléra à Saint-Denis, Argenteuil, Saint-Germain et Maisons-Laffitte.

Dans la séance de l'Académie de Médecine du 14 octobre 1884, M. Marey a lu un travail fort remarquable sur les eaux contaminées et le choléra. En comparant les indications statistiques des épidémies de Paris en 1849 et de Lille en 1832 avec les relevés topographiques de ces villes, l'auteur prouva que les vastes surfaces jonchées de morts correspondent aux canalisations qui distribuent de l'eau souillée.

« On a le droit, dès maintenant, conclut M. Marey, d'affirmer « que parmi les influences qui peuvent transmettre la maladie, il en est une qui par son intensité domine toutes les autres, c'est la

« souillure des eaux livrées à l'alimentation publique. Assurer dans « chaque localité la pureté des eaux potables devra être la première « préoccupation des hygiénistes. »

LE PLOMB

M. Würtz, le célèbre chimiste, dit dans ses « Leçons de chimie moderne » :

« Le plomb et ses composés sont toxiques. Les effets sur « l'économie se manifestent surtout par l'absorption longtemps « continuée de très petites quantités de ce métal. Leur accu- « mulation dans l'économie produit un accroissement chronique « qui se manifeste sous diverses formes. »

Les fabriques où l'on travaille avec du plomb en état absorbable, les fabriques de minium, de céruse, les poteries ressemblent à de grands hôpitaux. Les ouvriers sont faibles, livides et souffrent, soit de troubles digestifs, soit de troubles circulatoires (anémie), soit de troubles respiratoires (asthme), soit aussi de troubles génito-urinaires. Le plomb fait même sentir son action jusque dans la propagation de l'espèce, car le passage du métal, absorbé par la mère, dans les organes du fœtus a été démontré chimiquement par M. E. Paul. Pour nous, il s'agit de savoir si l'eau en traversant les conduits de plomb peut absorber ce métal dangereux, et, dans le cas affirmatif, si la quantité absorbée peut devenir nuisible.

La crainte du plomb, au point de vue de l'alimentation, a hanté les esprits depuis des temps immémoriaux. Franklin, grand patriote américain et grand savant, écrivit, il y a juste un siècle :

« Mon opinion sur l'influence pernicieuse du plomb est déjà « vieille de 60 ans. Comme moi vous remarquerez avec chagrin « quelle longueur de temps il faut pour qu'une vérité utile et « bien établie soit généralement reçue et mise à profit. »

Après comme avant Franklin, les hygiénistes n'ont cessé de protester contre le plomb. En 1877, à Paris, une manifestation imposante se produisit. Une pétition signée par 907 médecins, adressée au Conseil Municipal, exigea la proscription des tuyaux en plomb. Les gloires de la France médicale, les Brouardel, les Charcot, les Fauvel, les Marc Sée, les Verneuil, etc., se trouvaient parmi les signataires.

Le Congrès international d'Hygiène de Bruxelles, en 1876, vota la condamnation du plomb. Le conseil de salubrité anglais et le conseil d'Hygiène de Prague ont déclaré les tuyaux de plomb nuisibles à la santé.

L'eau, suivant sa nature, son aération, son séjour dans les tuyaux, la dimension du calibre de ces derniers, et suivant s'ils sont neufs ou vieux, dissout le plomb dans un degré différent.

Pour Paris les analyses de MM. Gautier et Willm, professeurs à la Faculté de médecine, ont donné les résultats suivants, qui peuvent être considérés comme concluants :

(A) Pour tuyaux neufs, après séjour de 12 à 14 jours : Eau de Seine, 0,288 milligrammes ; eau de la Vanne, 0,118 milligrammes par litre. Après séjour de 12 à 15 heures : Eau de Seine, 0,048 milligrammes ; eau de la Vanne, 0,053 milligrammes par litre.

(B) Pour tuyaux vieux, après séjour de 10 jours : Eau de la Vanne, 0,379 milligrammes par litre.

Fordos a trouvé des traces de plomb dans une eau qui n'avait fait que traverser quelques mètres de tuyaux.

Pour apprécier l'influence de quantités aussi minimes, il faut s'en remettre à l'opinion de M. Würtz, qui déclare que déjà des quantités de 1/2 déci-milligramme de plomb doivent rendre suspect l'usage habituel de l'eau.

A la suite de la communication des analyses de MM. Gautier et Willm à l'Académie de Médecine, une discussion s'engagea. Le docteur Larrey y prononça ces paroles :

« Ces rigoureuses conclusions livrées à la publicité « pourraient provoquer une sorte de panique générale « par les craintes exprimées pour l'alimentation pu- « blique. »

Une panique générale ne serait que trop justifiée, car les faits dans la vie réelle sont bien plus graves que ces analyses chimiques le font prévoir. Dans beaucoup de maisons de ville et surtout à la campagne, l'eau avant d'entrer dans les tuyaux, séjourne des semaines et des mois entiers dans des réservoirs en plomb toujours d'une grandeur disproportionnée ; l'eau a donc tout le temps de se saturer du principe vénéneux.

Aussi les accidents d'empoisonnement abondent.

Cas d'empoisonnement par le plomb

Un des cas les plus connus est celui de la famille d'Orléans, se trouvant en exil à Claremont (Irlande) en octobre 1848. Sur 36 personnes habitant le château, 13 étant atteintes de coliques, le docteur Quenon de Musey soupçonna le plomb d'en être la cause, et l'analyse de l'eau donna en effet 14 milligrammes par litre.

A Versailles, au lycée, on fut obligé de renvoyer plusieurs fois chez leurs parents tous les élèves lesquels étaient subitement atteints de troubles intestinaux et de troubles de la vue. Rabot, vice-président du conseil d'Hygiène de Seine-et-Oise, trouva le foyer de l'intoxication dans le plomb contenu dans l'eau. On remplaça les tuyaux dangereux par d'autres inoffensifs, et depuis cette époque aucun accident ne survint.

Dans plusieurs maisons de Paris, rue Marignan et boulevard Malesherbes, des locataires qui s'étaient absentés quelque temps furent pris, à leur retour, de violentes coliques saturnines pour avoir bu de l'eau qui avait séjournée pendant leur absence dans des tuyaux de plomb (Vernois).

Le docteur Robot raconte le danger dans lequel se trouva le directeur du potager de Versailles après avoir absorbé de l'eau contenant du plomb.

Le docteur Moizard publia le cas suivant : En avril 1877, un avocat, M. Tr..., vint avec sa famille habiter un appartement dans la maison portant le n° 91 de la rue Blanche. Quelques mois après, l'avocat, sa femme, ses enfants et ses domestiques souffrirent d'accidents dyspeptiques, d'inappétence, de vomissements et de constipation. Quelques temps après, M. et Mme Tr... furent pris non seulement de coliques saturnines des plus violentes, mais encore de céphalalgie et de délire. M. Moizard démontra que toute la famille était empoisonnée par le plomb.

En 1879, M. Kœchlin-Schwartz, maire du VIIIe arrondissement a fait connaître un cas presque identique d'épidémie d'appartements.

En 1880, E. Richard, médecin major à l'hôpital de Philippeville, fit un rapport sur six cas d'intoxication saturnine, relevés coup sur coup dans son service.

M. A, Bertherand signala, il y a quelques années, un pâtissier à Paris qui empoisonnait ses clients, parce que l'eau dont il se servait pour la préparation de sa pâte avait trop longtemps séjourné dans un réservoir doublé de plomb.

Nous en passons, et de pires.

Effets de l'insalubrité en général

Les accidents et catastrophes tangibles, survenus à la suite de l'absorption aussi bien du plomb que des matières organiques, sont il est vrai relativement très nombreux ; cependant ils ne peuvent former que l'exception. Ou les individus étaient exceptionnellement prédisposés à donner accès aux maladies, ou les germes morbides étaient exceptionnellement puissants.

Comme il y a des personnes très accessibles aux maladies, il y en a naturellement d'autres qui possèdent une grande force de résistance. Des médecins, et des plus sérieux, ont bu de l'eau ayant été longtemps en contact avec du plomb, sans constater le moindre trouble. Le fameux docteur Emmerick de Munich a bu longtemps de l'eau contenant une grande partie d'excréments, et ne s'en trouva pas plus mal. Le docteur Rochefontaine, chef du laboratoire du docteur Vulpian, surenchérit, en avalant une pilule uniquement composée de déjections d'un cholérique, et il n'éprouva aucune suite sérieuse.

Ce qui est autrement important que les cas isolés des effets immédiats et brutaux, ce sont les effets lents et insinuants d'un empoisonnement à petites doses, répétées d'innombrables fois, et auxquels personne ne peut se soustraire; ce sont des maladies restées à l'état fruste et d'ébauche, des malaises assez prononcés, pour être douloureusement ressentis, mais pas assez accusés pour être reconnus et classés ; c'est l'ébranlement successif de l'économie, la détention et l'émiettement des forces de résistance contre le mal à venir.

Ce qu'on boit à Paris, et probablement partout ailleurs, où il s'agit de distributions en grande dimensions, c'est, au cas extrême, un mélange de matières chimiques, de selles, d'urine et de plomb avec de l'eau, et, au cas le plus favorable, un liquide fortement suspect. Chaque goutte consommée, soit telle qu'elle, soit dans du vin, dans du lait falsifié, dans le potage, ou dans tout autre produit de l'alimentation, renferme des principes insalubres, certes infiniment atténués, mais qui, répétés très souvent, prennent place parmi les causes qui minent la santé et abrègent la vie, déjà aux prises avec bien d'autres ennemis, la vie qui, selon l'expression de Claude Bernard, n'est qu'une agonie prolongée.

LA FILTRATION

Pour échapper aux dangers continuellement suspendus sur notre tête on ne peut pas se condamner à boire toute sa vie des eaux minérales qui, précieuses pour un usage raisonné et pendant un temps limité, ne peuvent être que nuisibles par l'absorption ininterrompue. D'ailleurs les eaux minérales, tout en ne renfermant ni matières organiques ni plomb, sont loin d'être claires et pures. La « limpidité parfaite et inaltérable » promise sur les étiquettes n'est qu'un mensonge d'autant plus audacieux qu'il se produit sous les yeux de millions de buveurs. Pour s'en convaincre, il suffit d'examiner la limpidité par le procédé que nous indiquons plus loin.

Faire bouillir l'eau est illusoire, car les 100° de l'ébullition ne détruisent pas tous les microbes qui ne sont tués avec certitude qu'à 130°, et l'ébullition ne diminue aucunement les matières chimiques.

Aller boire l'eau pure à la naissance de sa source même serait un moyen sûr, mais peu commode.

Il est préférable d'avoir, pour ainsi dire, une source à domicile, un appareil qui rend bonne l'eau mauvaise, bref un filtre efficace.

Aussi simple que paraisse la solution de ce grand problème d'hygiène, elle n'a pas encore été trouvée jusqu'à ce jour.

En France le métier de fabricant de filtres se trouve presque exclusivement entre les mains des potiers et fontainiers, personnes certainement capables de poser des robinets, mais qui manquent peut-être de compétence en matière d'hygiène.

Aussi, l'innefficacité des appareils filtrants offerts au public n'est comparable qu'à leur nécessité.

Dans une brochure où l'auteur seul a la parole, où la contradiction est exclue, quand on lance une accusation de cette gravité contre une industrie répandue, il faut donner des preuves palpables, précises, irréfutables et ne laissant plus de doutes dans l'esprit du lecteur. Nous promettons ces preuves, et tellement complètes, que les fontainiers eux-mêmes seront convaincus, et qu'ils ne tarderont pas à briser leurs pots malfaisants, s'ils sont jaloux de la santé de leurs clients.

L'épreuve du Filtre

Les questions de santé publique devant être traitées pour être comprises par tout le monde, nous éviterons dans nos déductions les procédés et le langage scientifiques.

Les impuretés contenues dans l'eau s'y trouvent ou à l'état de *dissolution* ou à l'état de *suspension*, et un filtre doit naturellement retenir et les uns et les autres.

(A) **SUSPENSION.** —Expérience : Je jette une poignée de sable dans l'eau qui se trouble ; au bout de quelques instants le sable tombe au fond du vase et l'eau redevient limpide. Entre l'eau et le sable aucune relation intime ne s'est produite ; l'un est resté simplement suspendu dans l'autre. Si, au lieu du sable, je prends une couleur minérale, de la craie ou de l'ocre, ou si je prends du carmin, l'eau deviendra blanche, ou jaune, ou rouge, et le liquide coloré aura l'air de n'être qu'un seul et unique corps. En effet, cette belle couleur rouge obtenue par le carmin semble bien intimement liée à l'eau. J'en examine une goutte avec un microscope puissant, et je vois que la coloration est obtenue par de petits corpuscules qui s'y trouvent dans un état de division extrême et forment avec l'eau deux corps distincts. Je vois en même temps dans mon microscope de petits êtres animés, et je m'aperçois que ces microbes sont plus grands que les corpuscules du carmin. Ceux-ci ont un diamètre de 6/10000e de millimètre et sont moitié plus petits que les microbes de la tuberculose, un des plus petits que l'on connaisse. Donc, lorsqu'on veut vérifier si un filtre retient tous les corps en suspension, y compris les microbes, il suffit de diluer du carmin, qui s'achète chez tous les marchands de couleurs et pharmaciens, et de filtrer (1). Dans le cas où l'appareil contiendrait du charbon, il faut l'ôter au préalable, car le charbon possède la propriété de décolorer certains produits, mais sans toujours en changer leur nature. Si l'eau sort rouge, l'appareil est sans valeur, parce qu'il ne retiendra que les corps grossiers en laissant passer les petits. *Or, le rouge, révélateur implacable de la nullité de l'appareil, se produira partout.* Une seule exception est faite pour les filtres que des négociants ont bien voulu baptiser, avec plus d'habileté commerciale que de raison scientifique, du nom vénéré de M. Pasteur. Ces appareils retiennent absolument toutes les matières en suspension, par conséquent ils fourniront incolore notre liquide d'essai. Ces filtres, cependant, ont le grand désavantage, outre de donner très peu d'eau, d'avoir besoin d'une grande pression et d'être branchés sur les conduits de la ville. Le froid et les coups de bélier les font souvent éclater, et ils occasionnent, de la sorte, des inondations qui peuvent endommager la maison.

---

(1) Cette expérience est basée sur la donnée que le carmin pur ne se dissout pas dans l'eau pure. Comme il arrive souvent que ni l'un ni l'autre sont purs, il faut ajouter à l'eau quelques gouttes de chlorure de zinc, matière très connue comme désinfectant. Si, au lieu de carmin, on veut se servir de l'outremer, couleur bleue, cette précaution devient inutile, et la preuve est presque aussi concluante, car la particule colorante de l'outremer ne mesure que 3/10000 millimètre.

Le public, redoutant moins les microbes que le propriétaire, préfère plutôt avaler l'un que d'être avalé par l'autre. D'ailleurs, ce soi-disant « système Pasteur » a des inconvénients bien autrement sérieux, comme nous le verrons par la suite.

(B) **Dissolution.** — Expérience : Je mets dans un vase plein d'eau un morceau de sucre. Le sucre fondra, se dissoudra et formera avec l'eau un seul corps, un corps homogène. Le microscope le plus puissant ne parviendra pas à faire distinguer le sucre de l'eau, car le premier se trouve dans le dernier à l'état de dissolution. Le vin, le vinaigre, le lait, etc., formeront avec l'eau, comme la dissolution du sucre, un corps homogène.

Un filtre, s'il veut retenir les ammoniaques, les chlorures, les nitrates, les matières organiques, les sels de cuivre et de plomb, tous contenus dans l'eau à l'état de dissolution, doit aussi retenir le sucre, le sel, le vin rouge, le vinaigre, le goudron, etc. Les appareils dits « système, ou procédé, ou principe Pasteur » aussi bien que les « filtres-fontaines », répandus par centaines de mille en France, les filtres en feutre, etc., ne formant, en quelque sorte, qu'un tamis plus ou moins serré, retiendront les corps en suspension ; ils clarifieront l'eau sans la purifier, sans retenir les matières en dissolution qui constituent pourtant les seules souillures sérieuses. Les particules de matières fécales et d'urine, les sels de plomb, etc., passeront sans avoir été dérangés le moins du monde, parce que ces appareils ne possèdent aucun produit pour les absorber ou pour les neutraliser.

Les marchands de filtres font tous le même tour de passe-passe devant l'acheteur. Ils rendent claire de l'eau troublée par de petits cailloux et du sable, et le public, sans se préoccuper si les matières en dissolution sont retenues, constate la clarification par à peu près, se déclare satisfait avec cette preuve enfantine, sans se rendre compte que de l'eau limpide est loin d'être assainie, et qu'il existe des liquides ayant l'apparence de l'eau cristalline dont une seule goutte suffirait pour foudroyer un éléphant.

Mais même cette clarification, qui semble pourtant être le dernier minimum possible qu'on puisse demander d'un filtre, n'est qu'un trompe-l'œil superficiel. Après avoir eu soin de teinter légèrement avec du vin rouge, de l'encre, etc., l'eau provenant d'un « filtre-fontaine » ou d'un appareil semblable, examinez-là attentivement dans un verre en cristal uni pendant deux ou trois minutes, et vous verrez, sans microscope, une multitude de petits points et fils se trancher nettement sur le liquide coloré (1). Secouez le filtre fortement avant de faire couler, et toutes les impuretés accumulées dans le fond se détacheront, puis vous verrez sortir de la bourbe. Examinez l'eau du robinet de la Ville, vous trouverez certainement des impuretés, cependant vous constaterez souvent qu'elles sont moins nombreuses que dans l'eau qualifiée de filtrée.

La valeur de ces apppareils est donc bien mince, mais ils ont le grand mérite de ne pas renfermer un danger direct.

Il n'en est pas de même avec les filtres qui passent comme purificateurs et qui contiennent du charbon animal en grain ou en bloc. Le charbon est un décolorant et un absorbant actif, quoique trop faible pour retirer toutes les impuretés en dissolution : il perd très vite ses qualités absorbantes et arrive à favoriser le développement des microbes. Le charbon nouveau atténue la putréfaction, le charbon vieux l'engendre. La « Commission de pollution des rivières », instituée par le Parlement anglais, et composée des hommes les plus compétents, a constaté, la première, dans son quatrième rapport, page 219, et dans son sixième rapport, page 220, qu'elle a trouvé des myriades de petits êtres dans l'eau filtrée à travers du charbon animal vieux. Les 75 0/0 de phosphate de chaux contenus dans le charbon animal sont la cause principale du développement des orga-

---

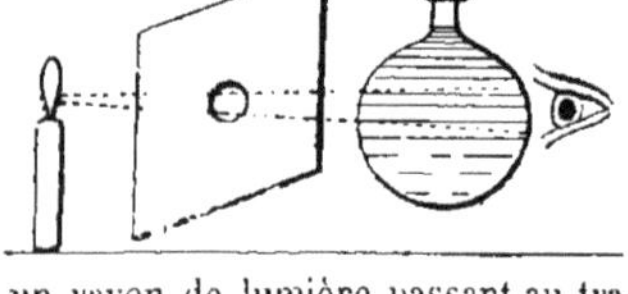

(1) Pour découvrir les impuretés en suspension, il existe un procédé presque aussi simple, et tout à fait précis.

De même qu'un rayon de soleil, coupant l'air, permet de voir les innombrables atomes de poussières qui voltigent dans l'atmosphère, un rayon de lumière passant au travers d'un petit trou, coupé dans un carton, et dirigé sur le cristal uni d'une carafe, montrera nettement dans la partie éclairée de l'eau les plus petites impuretés. Cette expérience doit être faite, naturellement, dans une chambre obscure.

nismes. L'eau du filtre à charbon est indigeste et a un goût fade d'eau bouillie assez prononcé. Gardez cette eau dans une bouteille bien bouchée et, au bout de quelques jours, cette eau soi-disant dépourvue de tous les germes deviendra bleue et, au bout de quelques semaines, on y découvrira, à l'œil nu, une infinité de petites algues et d'êtres vivants.

Des industriels peu consciencieux exercent leur esprit de lucre jusque dans les plus petits détails, et pour établir une économie de quelques sous, ils terminent dignement leurs machines antihygiéniques en y adaptant des robinets en plomb. Si le robinet devient gris et sale, rejetez-le ; le robinet d'étain reste toujours blanc.

En résumé, lorsque l'on veut examiner un filtre, lorsque l'on veut savoir s'il retient les matières en dissolution et les matières en suspension, y compris les microbes, sans donner à l'eau des qualités nocives, il faut faire filtrer de l'eau rougie avec du carmin ou bleuie avec de l'outremer, et rendue ou acide, ou goudronnée, ou sucrée. Bref, il faut ajouter à l'eau des ingrédients, dont la présence peut être constatée sans analgse chimique, mais simplement par la vue, l'odorat et le goût. Si le liquide, au sortir de l'appareil, est incolore, limpide et de bon goût, et si ces qualités persistent après deux ou trois semaines, le filtre est bon ; en cas contraire, il ne donne qu'une sécurité trompeuse, il est insuffisant et il peut devenir nuisible.

Après des essais innombrables avec tous les systèmes connus, nous affirmons, en pleine connaissance de cause et en toute conscience, en face du contrôle direct du public, en face des actions en diffamation que les nombreux industriels auxquels nous venons d'arracher la base morale de leur commerce ne manqueront pas de nous intenter, nous affirmons hautement que pas un filtre, pas un seul, ne sortira victorieux de ces épreuves.

Les uns manqueront à une des conditions, les autres à d'autres, la plupart à toutes, et c'est pourquoi tous sont condamnables. Car, en matière d'hygiène, où la santé et la vie sont en jeu, la médiocrité doit être exclue ; le mieux est seul suffisant pour être présenté au public.

Nous avons vu combien les eaux de Paris ont besoin d'être sérieusement assainies. Il faudrait des filtres présentant une barrière de protection inébranlable et infranchissable pour toutes les matières impures et dangereuses.

L'eau, la bonne eau, est dans notre climat, pour un homme sans fatigue physique, certainement la boisson la plus hygiénique et est énormément préférable aux drogues infâmes vendues comme vin à bon marché. L'eau est la meilleure des tisanes, dit un proverbe latin ; elle est naturellement tonique, apéritive et digestive. L'eau qui brille et scintille dans la carafe comme un diamant, qui est fraîche, relevée, agréable, qui séduit l'œil et flatte le goût et qui ne peut pas même être soupçonnée, sera d'une importance énorme pour l'hygiène, et peut-être aussi au point de vue économique et moral.

LE FILTRE-NORMAL

Après tout ce qui a été dit, et après tout ce qui suivra, nous ne pouvons être accusés d'une réclame banale si nous affirmons que ce filtre existe, ce filtre parfait, dont tout le monde reconnaît le besoin impérieux.

Nous avons mis entre les mains du public un contrôle simple et infaillible, et les faits qui condamnent tous les appareils filtrants connus jusqu'à ce jour peuvent aussi se tourner contre le Filtre-Normal.

Le Filtre-Normal, non seulement sortira triomphalement des épreuves que nous venons d'indiquer, mais aussi de toutes les autres, qu'on peut multiplier à l'infini. Versez dans le Filtre-Normal n'importe ce qui peut se trouver à la portée de votre main — *en ayant soin, naturellement, de choisir la quantité de matières mêlées à l'eau, en proportion avec la grandeur de l'appareil* — versez-y du café avec du sucre et de l'eau-de-vie, de l'eau noircie avec de l'encre ou blanchie avec du lait, de l'eau de Saint-Galmier, de Vichy ou n'importe quelle autre eau minérale, versez-y même de l'urine ou de l'acide arsénieux, vous obtiendrez invariablement de l'eau pure, chimiquement, physiquement et physiologiquement pure, et elle restera telle un temps infini.

Le filtre qui peut le plus peut le moins. L'eau potable la plus souillée ne représente pas un centième de la quantité des matières étrangères contenues dans ces liquides d'essai improvisé, et on comprend par là combien grandes sont la sécurité et la garantie si l'on filtre l'eau potable dans ces appareils puissants.

Si étonnante que paraisse l'efficacité du Filtre-Normal, l'explication des principes de sa construction en donnera la clef.

Sa Construction et ses Matières

Chaque Filtre doit se diviser en deux parties distinctes : la filtration mécanique et la filtration chimique.

La filtration mécanique a été l'objet de sollicitudes particulières de la part des savants ; hâtons-nous d'ajouter, non dans l'intérêt de la filtration domestique, mais dans l'intérêt de l'étude du microbe.

Le Laboratoire a souvent besoin de liquides stérilisés par filtration (débarrassés des infiniment petits), et nombre de matières ont été reconnues capables d'atteindre ce but.

M. Pasteur se servait d'une couche de plâtre et de l'amiante en fibre ; M. Miquel, chef du Laboratoire de Montsouris, emploie du tissus d'amiante ; M. Chamberland, de la porcelaine dégourdie ; M. Toussaint, de la terre cuite, ou tout simplement quelques feuilles de papier superposées les unes sur les autres.

De toutes ces matières, celles qui se prêtent le mieux aux multiples applications de la filtration domestique sont la terre poreuse et les fibres cardées et purifiées de l'amiante et ce singulier minéral filamenteux, incombustible et imputrescible. L'amiante, suivant que les fibres sont plus ou moins comprimées, offre libre passage à l'eau ou peut lui opposer une barrière imperméable. Entre ces deux extrêmes, il est facile de régler la porosité de telle sorte que le carmin, et par conséquent les microbes, ne puissent plus passer. Cette facilité de réglage est inappréciable pour le constructeur ; elle permet d'établir des appareils d'une même efficacité et d'un débit suffisant, qu'il s'agisse d'un petit filtre de table ou d'un appareil à haute pression, branché sur les conduits de la Ville.

Cependant, la filtration à travers l'amiante, comme, du reste, à travers beaucoup d'autres matières, a l'inconvénient de fournir de l'eau contenant quelques petits fils provenant de la matière filtrante même, que le travail continuel de l'eau désagrège, émiette et entraîne.

Quant anx terres poreuses, celle de faïence cuite et non émaillée est particulièrement avantageuse : sa porosité est assez grande pour être employée avec de faibles pressions de l'eau, tout en étant assez petite pour retenir les microbes. Malheureusement, la terre poreuse a l'inconvénient de se salir très vite et de diminuer son débit.

En combinant ces deux produits, en laissant traverser l'eau d'abord les filtres d'amiante et ensuite la terre poreuse, on réunit tous les avantages et on supprime, en même temps, tous les désavantages. L'amiante, dont les pores infiniment nombreux ne se bouchent que difficilement et dont le nettoyage se pratique par simple immersion dans de l'eau bouillante, protège la terre poreuse qui, de la sorte, ne se salit jamais ; la terre poreuse, à son tour, forme une grille qui empêche les petits filaments d'amiante d'être entraînés par l'eau filtrée.

Ces deux produits réunis forment donc le dernier perfectionnement imaginable de la filtration mécanique.

La filtration chimique n'a pas bénéficié de l'effort dû aux microbes ; aussi elle n'est arrivée à la perfection qu'après de longs tâtonnements.

Après avoir reconnu le danger du charbon, on a, en Angleterre, pays de l'hygiène domestique, pour le remplacer, proposé nombre de substances. Le « Fer spongieux », de Bischof, et le « Carbo-Calcis », de Maignen, méritent seuls d'être mentionnés.

L'un utilise la propriété du fer à brûler chimiquement les matières organiques ; l'autre applique et développe à un haut degré les purifiantes qualités de la chaux et du carbone, principe actif et inoffensif du charbon, et inaugure ainsi l'ère de la filtration radicale.

Mais la substance la plus puissante entre toutes, c'est le « Carferal », car elle contient, à elle seule, tous les autres corps purifiants : du *Carbone*, du *Fer* et de l'*Alumine*, et agit donc à la fois par neutralisation, par absorption et par précipitation.

M. le professeur Vallin, dans la *Revue d'Hygiène* de juin 1884, page 602, s'exprime en ces termes :

« Cette substance (le Carferal) a été l'objet des études très sé-
« rieuses au Laboratoire de Neteley (près Londres), et elle est
« adoptée par le ministre de la guerre comme le meilleur agent
« connu pour la filtration de l'eau dans les hôpitaux et dans les
« casernes anglaises ».

Les travaux du docteur Chaumont, professeur d'hygiène à l'Ecole de médecine militaire à Neteley, dont parle M. Vallin, comprennent l'étude comparative de quelques centaines d'analyses de liquides filtrés à travers les meilleures matières connues pour la purification. Le Rapport (1) se termine en donnant hautement la préférence au « Carferal » pour la multiplicité, la rapidité et la durée de son action.

Pour donner une idée de la puissance extrême de ce produit, nous ajoutons les résultats des analyses de la 5e série.

Un liquide contenant des eaux d'égout, des œufs gâtés, de la viande putréfiée, ayant une odeur nauséabonde, fut soumis à la filtration.

L'EAU CONTENAIT	MILLIGRAMMES PAR LITRE		
	Avant filtration.	Après filtration.	Perte.
Oxygène en totalité	5.8600	0.3800	5.4800
Oxygène organique	3.5400	0.2200	3.3200
Acide azotique	6.6700	0.4600	6.2100
Ammoniaque libre	0.1440	0.0792	0.0648
Ammoniaque albuminoïde	3.5200	0.0782	3.4418
Chlorures	1.8352	1.5872	0.2480
TOTAL	21.5692	2.8046	18.7646

L'eau, si grossièrement souillée, ne contenait donc, après filtration chimique *et sans avoir passé par la filtration mécanique*, que 2,8 milligrammes de matières étrangères. Nous ajoutons, à titre de comparaison, que l'eau de la Dhuyse, renommée pour sa pureté, en contient 5 à 6 milligrammes. L'eau souillée, après filtration, est donc beaucoup plus pure que l'eau de source non filtrée.

Par ces chiffres, on peut juger combien les eaux de nos robinets, pures en comparaison à ce liquide d'essai, sortiraient assainies et clarifiées d'un filtre, si elles traversaient le carferal, l'amiante et la terre poreuse.

Ces quelques explications théoriques et historiques étaient indispensables pour faire comprendre et apprécier la construction du Filtre-Normal.

(1) Extract from the official Reports on a series of comparative trials of water-filtration, by Dr de Chaumont. London 1880.

L'eau traverse dans le Filtre-Normal les parties suivantes :

1° Une grille en zinc perforé, pour retenir toutes les grandes impuretés ;

2° Une couche d'amiante en fibre, pour dégrossir les impuretés en suspension ;

3° Une couche de Carferal granulé, pour dégrossir les impuretés en dissolution ;

4° Une couche de Carferal en poudre impalpable, pour extraire complètement les impuretés en suspension ;

5° Une couche d'amiante en fibre pour extraire complètement les impuretés en suspension, et pour protéger :

6° La batterie de « Lentilles » creuses, en terre poreuse, posées l'une sur l'autre et communiquant entre elles.

Cette batterie de « Lentilles », offrant la plus grande surface filtrante dans le volume le plus restreint, a le but de retenir les filaments d'amiante, d'augmenter, si c'était possible, la perfection de la filtration, et de donner à l'eau la limpidité et l'éclat du cristal.

Le Filtre-Normal réunit donc en un seul appareil le mieux des meilleurs systèmes, y compris le « système Pasteur », représenté par les « Lentilles » en terre poreuse.

La description en détail du système n'intéresserait que les concurrents et fatiguerait le public. Nous insistons seulement sur un point.

On est en droit de se demander si cette filtration puissante n'enlève pas à l'eau certains sels et gaz nécessaires au bon goût. Certainement, si l'on exagérait la quantité du « Carferal », l'eau arriverait à la pureté de l'eau distillée, mais aussi à sa fadeur.

Par une disposition particulière, par un juste dosage et une forte aération, le Filtre-Normal a su éviter ces inconvénients ; le goût exquis de son eau en est la preuve.

PRIX

Le Filtre-Normal ne nécessite aucune partie constructive particulière, et n'importe quel pot avec robinet se prête à faire un « Filtre-Normal. »

Tous les filtres et fontaines de ménage peuvent être facilement utilisés pour le nouveau systéme.

Là où il s'agit de l'achat d'un appareil complet, le prix varie naturellement suivant la grandeur et la richesse du vase, mais quel que soit le modèle. L'Entreprise Hygiénique n'a pas cru devoir maintenir les prix exagérés auxquels les objets d'hygiène sont ordinairement vendus.

FILTRE-NORMAL	APPROXIMATIF		Prix
	Contenance	Débit à l'heure	Francs
a) POUR CUISINE	Litres	Litres	
Changement d'un vieux système en Filtre-Normal, depuis	—	—	10 »
Filtre-fontaine, grès ordinaire	20	2	14 »
Filtre-fontaine, grès fin	20	2	22 »
Filtre-fontaine, grès fin	50	4	35 »
Filtre-fontaine, pierre	100	8	90 »
b) POUR SALLE A MANGER			
Filtre-Entonnoir, en verre (sans « Lentilles »)	1	1/2	3 50
Filtre-Entonnoir, en zinc peint, avec robinet, sur trépied	6	1 1/2	13 »
Filtre-Entonnoir, en métal blanc, avec robinet, sur trépied nickelé, le tout	6	1 1/2	25 »
Le même, décor artistique, et argenté	6	1 1/2	37 »
Filtre-fontaine, artistique, en faïence ou métal argenté, depuis	10	2	45 »
c) POUR LA POCHE			
Modèle simple			6 »
Modèle riche, argenté			10 »

d) FILTRES A GRAND DÉBIT POUR CHATEAUX, HOTELS, ET POUR L'INDUSTRIE DE GRÉ A GRÉ

L'Entreprise Hygiénique, Paris, 3, rue Vernier, se fait un devoir de donner les appareils à condition, et de n'accepter de paiement qu'après satisfaction complète.

Ces conditions et ces prix plus que modestes diront peut-être autant que toute la teneur de cette brochure quel est son but.

Certes, il s'agit de créer une publicité pour le Filtre-Normal, mais nous croyons avoir prouvé que cette publicité est justifiée.

L'indifférence publique en matière d'hygiène est profonde, et elle se double d'une méfiance, d'ailleurs par trop méritée.

Le temps n'est plus où une réclame effrontée mais soutenue suffisait à enrichir les marchands de pilules miraculeuses.

La science sincère, elle-même, par l'absolutisme et le peu de stabilité de ses dogmes, a fatigué et désintéressé le public, et la lutte des savants se passe devant un amphithéâtre vide.

En ce moment, où les créations les plus utiles se perdent dans le vide et où les voix les plus autorisées ne sont plus entendues, si l'on veut avoir l'espoir d'attirer et de garder l'attention du public, il faut avoir au moins **TOUTE LA VÉRITÉ** pour soi.

Nous croyons avoir prouvé, même au plus sceptique, que les eaux potables sont susceptibles d'être améliorées. Pour l'examen des filtres actuellement en usage, nous avons pris le public comme témoin et comme juge, et les preuves prises du domaine du simple bon sens ont fait reconnaître que ces appareils sont insuffisants. Et si nous avons posé le Filtre-Normal au-dessus de tous les autres, le lecteur a compris qu'il ne s'agit pas ici de lancer une de ces inventions nouvelles qu'un vent apporte et qu'un autre emporte.

Renonçant facilement à la gloriole de l'inventeur, n'ayant comme but que de trouver enfin la filtration répondant à toutes les conditions, la *filtration normale,* nous avons fouillé dans les progrès accumulés de l'hygiène industrielle, et nous avons trouvé que l'amiante en fibre et la terre poreuse, avec quelques perfectionnements, sont les meilleurs moyens mécaniques, et que le Carferal représente une substance peu perfectible pour la filtration chimique.

Ces trois principes atteignant la perfection chacun dans son but spécial, nous les avons fondus dans un seul système qui semble être le point culminant de l'industrie des filtres.

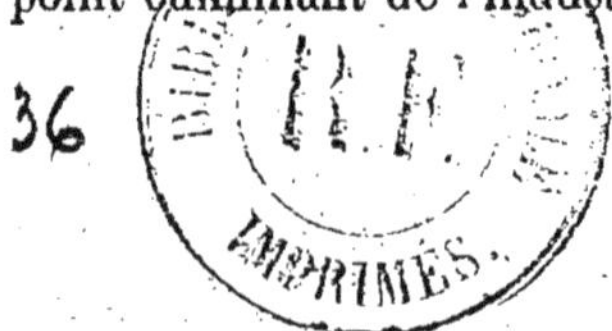

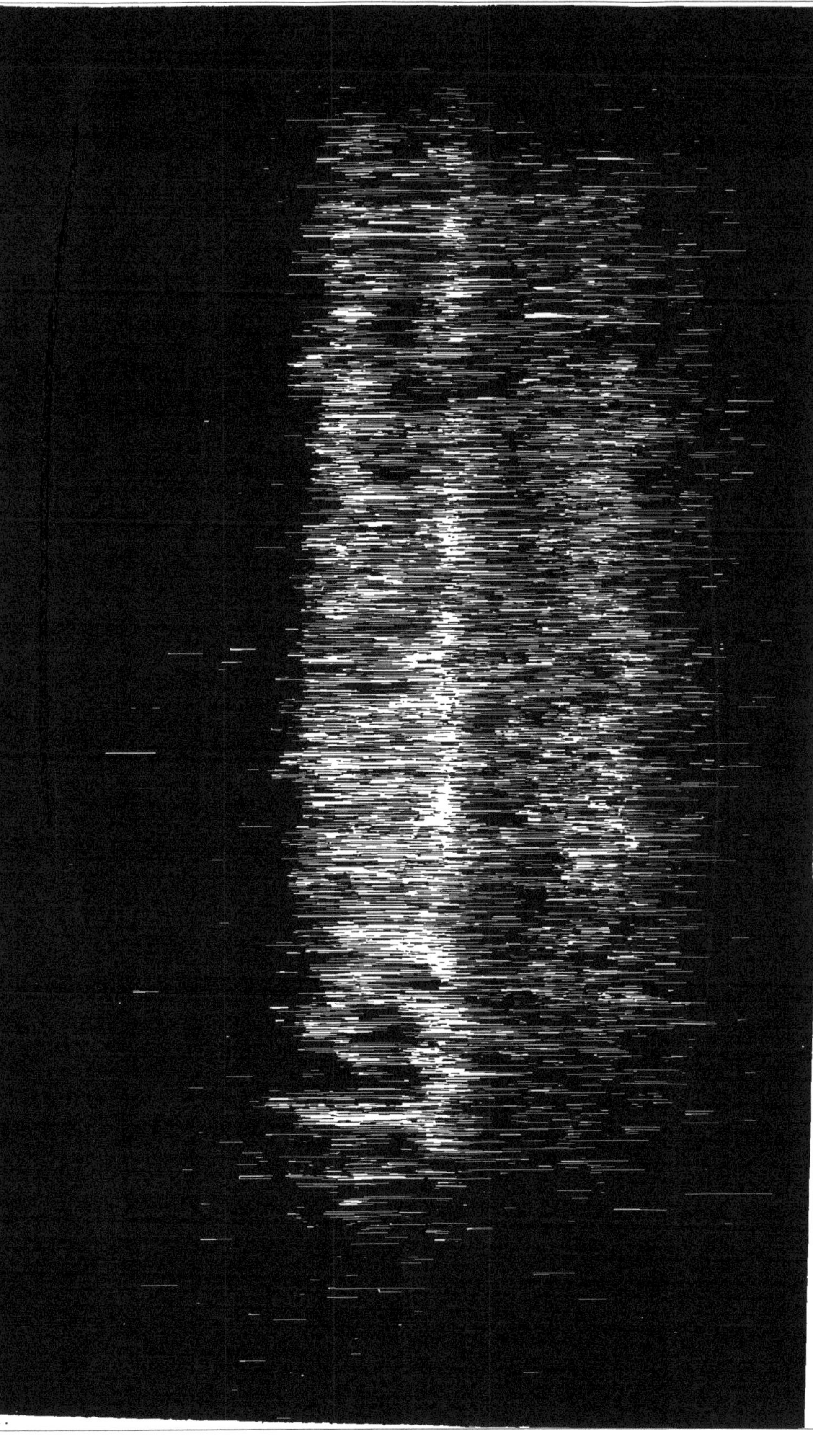

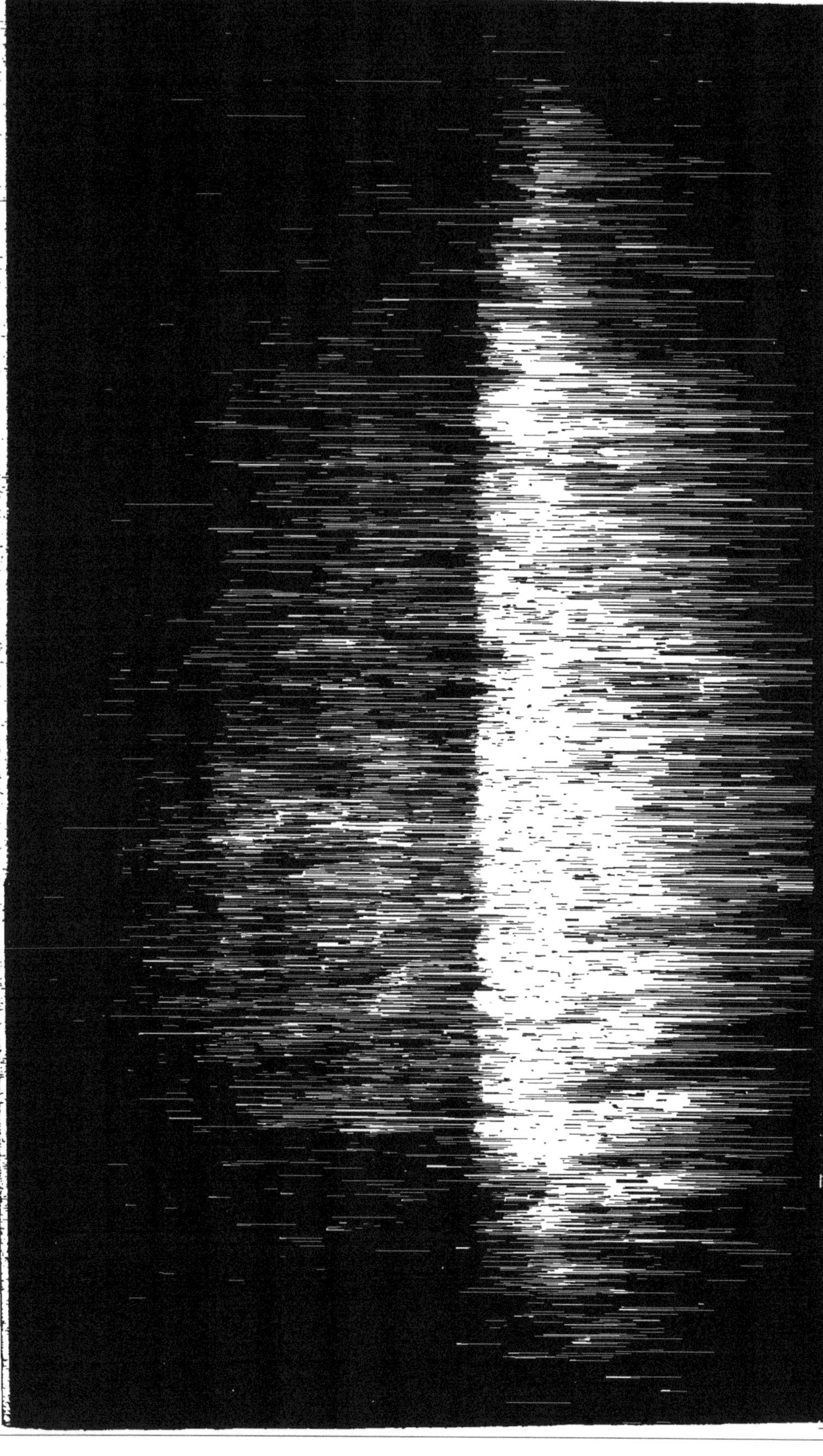

www.ingramcontent.com/pod-product-compliance
Ingram Content Group UK Ltd.
Pitfield, Milton Keynes, MK11 3LW, UK
UKHW020222200726
13856UKWH00004B/1559